Name	Comment

Name	Comment

Name	Comment

Name	Comment

Name	Comment

Name	Comment

Name	Comment

Name	Comment

Name	Comment

Name	Comment

Name	Comment

Name	Comment

Name	Comment

Name	Comment

Name	Comment

Name	Comment

Name	Comment

Name	Comment

Name	Comment

Name	Comment

Name	Comment

Name	Comment

Name	Comment

Name	Comment

Name	Comment

Name	Comment

Name	Comment

Name	Comment

Name	Comment

Name	Comment

Name	Comment

Name	Comment

Name	Comment

Name	Comment

Name	Comment

Name	Comment

Name	Comment

Name	Comment

Name	Comment

Name	Comment

Name	Comment

Name	Comment

Name	Comment

Name	Comment

Name	Comment

Name	Comment

Name	Comment

Name	Comment

Name	Comment

Name	Comment

Name	Comment

Name	Comment

Name	Comment

Name	Comment

Name	Comment

Name	Comment

Name	Comment

Name	Comment

Name	Comment

Name	Gift

Name	Gift

Name	Gift

Name	Gift

Name	Gift

Name	Gift

Name	Gift

Name	Gift

Name	Gift

Name	Gift

Name	Gift

www.ingramcontent.com/pod-product-compliance
Ingram Content Group UK Ltd.
Pitfield, Milton Keynes, MK11 3LW, UK
UKHW052121230426
12049UKWH00010BA/146